NOUVELLES RECHERCHES

SUR

L'EMPLOI THÉRAPEUTIQUE

DU MANGANÈSE

COMME ADJUVANT

du Fer,

PAR

M. J.-E. PÉTREQUIN,

EX-CHIRURGIEN EN CHEF DE L'HÔTEL-DIEU DE LYON,
PROFESSEUR A L'ÉCOLE DE MÉDECINE DE LA MÊME VILLE,
MEMBRE DE PLUSIEURS SOCIÉTÉS SAVANTES.

DEUXIÈME ÉDITION.

PARIS,
MM. BAILLIÈRE, LIBRAIRES.

LYON,	**MONTPELLIER,**
SAVY, LIBR., PLACE BELLECOUR, 14.	SAVY, LIBRAIRE, GRANDE-RUE, 5.

1852.

NOUVELLES RECHERCHES

SUR

L'EMPLOI THÉRAPEUTIQUE

DU MANGANÈSE

COMME ADJUVANT

du Fer,

PAR

M. J.-E. PÉTREQUIN,

EX-CHIRURGIEN EN CHEF DE L'HÔTEL-DIEU DE LYON,
PROFESSEUR A L'ÉCOLE DE MÉDECINE DE LA MÊME VILLE,
MEMBRE DE PLUSIEURS SOCIÉTÉS SAVANTES.

DEUXIÈME ÉDITION.

PARIS,

MM. BAILLIÈRE, LIBRAIRES.

LYON,
SAVY, LIBR., PLACE BELLECOUR, 14.

MONTPELLIER,
SAVY, LIBRAIRE, GRANDE-RUE, 5.

1852.

Lyon, Imprimerie de Rey et Sézanne, rue Saint-Côme, 8.

NOUVELLES RECHERCHES

SUR

L'EMPLOI THÉRAPEUTIQUE DU MANGANÈSE

COMME ADJUVANT

DU FER.

(Extrait du Bulletin de thérapeutique, N° du 15 mars 1852.)

Les préparations de manganèse, après avoir langui dans un oubli immérité, commencent à juste titre à fixer l'attention médicale. Le rôle important qu'elles me paraissent appelées à jouer en thérapeutique, me fait une obligation de revenir sur cette intéressante étude. Selon moi, l'auteur d'un premier travail sur un point neuf ou difficile de pratique, est obligé à des devoirs particuliers : s'il veut que son œuvre fructifie pour la science, il faut qu'il la reprenne en sous-œuvre pour lui imprimer tous les perfectionnements en son pouvoir; autrement son silence serait alors considéré comme un abandon de ses propres idées, et passerait aux yeux de tous pour un témoignage de rétractation tacite. Le public médical, trop souvent déçu par des annonces trompeuses, incline à supposer que l'écrivain s'était trop avancé et qu'il a spontanément reculé devant ses doctrines; et en conséquence, il ne croit pas devoir se préoccuper davantage de ce que l'auteur de l'initiative semble abandonner lui-même tout le premier.

Il ne doit point en être ainsi à l'endroit du manganèse; il ne mérite pas de retomber dans un pareil oubli. J'espère démontrer qu'il est peu de sujets plus féconds en applications thérapeutiques; depuis mon premier mémoire (Voyez *Gazette médicale* de Paris, et de Milan, 1849; analysé dans le *Bulletin thérapeutique*, t. XXXVII, p. 355 et 377), mes études, mûries par une expérimentation de plusieurs années, sont devenues plus complètes. Je me suis efforcé d'approfondir certains points de la question que je n'avais d'abord fait qu'indiquer; j'apporte des faits nouveaux, des indications et des vues particulières, une expérience plus étendue, et un ensemble de nouvelles préparations pharmaceutiques, aujourd'hui sanctionnées par la pratique.

Le manganèse se présente comme succédané et surtout comme adjuvant du fer, qui est si souvent prescrit en médecine, et vient combler de regrettables lacunes que ce dernier laisse dans le traitement des maladies hématiques : c'est à juste titre que les travaux de MM. Hannon et Martin-Lauzer l'ont de leur côté recommandé au monde médical; le fer et le manganèse sont congénères en thérapeutique; on sait que leur affinité est des plus grandes; ils se trouvent presque constamment mélangés dans leurs minerais, et les métallurgistes savent la difficulté qu'on éprouve à les séparer et à les obtenir purs. Une autre analogie plus frappante encore, c'est qu'ils font partie intégrante de l'organisme humain : depuis que Menghini, Fock et Lemery, ont successivement démontré l'existence du fer dans le sang, où Leuwenoëch de son côté découvrait les globules, on a rencontré du fer dans le règne animal comme dans le règne végétal; mais depuis 1774, époque où Scheele et Gahn découvrirent le manganèse, il a été surtout reconnu dans les végétaux. Toutefois Burdach affirme déjà qu'on en trouve dans quelques-uns de nos organes, mais que les plantes renferment plus de fer et de manganèse que les animaux (*Physiologie*, VIII, p. 26); et ailleurs il remarque judicieusement : « Si la silice et le manganèse n'ont pu être encore découverts dans le sang, il faut s'en prendre à leur petite quantité (*ibid*, 463). Cette vue de l'esprit, inspirée par une puissante logique, devait complètement se réaliser : en 1847, M. Millon annonça à l'Institut que le sang de l'homme contient constamment du manganèse, et en 1848 il répétait dans sa *Chimie organique* (t. II, p. 733) que la proportion du fer et du manganèse y est assez forte pour qu'on les dose par les méthodes d'analyse habituelles. Ce résultat frappa l'attention : il parut nouveau. Cependant, en 1844, M. Marchessaux indiquait catégoriquement le manganèse parmi les éléments chimiques du sang (*Anatomie générale*, p. 159). Déjà, en 1830, Wurzer l'avait signalé dans le résidu de la calcination du sang (*Gaz. méd. de Strasbourg*, 1849, p. 177); et même on pourrait ajouter que cette découverte remonte jusqu'à Fourcroy et Vauquelin qui ont trouvé du manganèse dans les os; car ce métal avait dû passer dans le sang avant de s'assimiler au tissu osseux. J'en dirai autant de Gmèlin, qui a rencontré du manganèse dans le suc gastrique; John, dans l'épiderme; Vauquelin, dans les poils et les cheveux , etc. En 1849, M. Hannon a confirmé par de nouvelles expériences les conclusions de MM. Millon, Wurzer et Marchessaux. En 1850 et 1851, M. Burin du Buisson, pharmacien-chimiste à Lyon, à qui j'avais confié le soin des préparations ferro-manganiques, reprenant les analyses chimiques du sang, a constaté que le manganèse y est aussi constant que le fer, et qu'il s'y trouve dans des proportions déterminées qu'il a dosées avec habileté.

Enfin, je puis signaler un fait nouveau de chimie pathologique que nous avons découvert, M. Burin et moi, en faisant ensemble plusieurs analyses du pus pour mon mémoire sur la *Pyogénie et la suppuration bleue*. Nous avons reconnu que le pus louable, exempt de tout mélange de sang et d'impureté, renferme non seulement du fer, mais encore du manganèse.

Ainsi ce métal, comme le fer qui l'accompagne, fait partie intégrante de notre organisme; on a établi l'existence du fer dans la plupart de nos solides et de nos liquides; par exemple : Thénard, dans la bile et la sueur; Braconnot, dans le suc gastrique; Marchand, dans la lymphe; Berzélius, dans le lait; Lassaigne, dans le cerveau; Lhéritier, dans les tissus fibreux et la choroïde; Berthollet, dans les poils; Gmelin et Berzélius dans les pigments, etc. Je suis convaincu que partout où le fer se montre en quantité notable, le manganèse y existe aussi, et qu'en le cherchant mieux, on le rencontrera dans plusieurs parties où il n'a pas encore été soupçonné. Son rôle principal pour nous, c'est de faire partie des globules sanguins, comme le fer.

Ceci posé, on comprend que dans les maladies du sang, il ne suffise pas d'administrer le fer seul; ses insuccès ne sont que trop manifestes dans une foule de cas; pour mon compte, j'ai depuis longtemps observé qu'il est certaines chloroses (1) qui résistent opiniâtrement à la médication martiale; le fer se trouve à leur égard dépouillé de toutes ses vertus spécifiques, et il ne les guérit pas plus qu'il ne guérit les chloro-anhémies qui se lient aux affections cancéreuses et aux dégénérescences organiques. — Il en est d'autres qui, après avoir subi une modification avantageuse, s'arrêtent dans la voie du progrès et restent stationnaires sans s'amender davantage. Le fer semble avoir épuisé son action sur elles; il ne peut plus terminer le traitement. — D'autres, enfin, cèdent d'abord plus ou

(1) La véritable nature de la chlorose a été méconnue jusqu'à ces derniers temps. Il est pourtant digne de remarque que déjà, il y a un siècle, James, dans son *Dictionnaire universel de médecine* (5 vol. in-fol°, édit. 1747) plaçait « la cause immédiate de la chlorose dans l'affaiblissement » considérable du ton naturel.... spécialement des viscères qui servent à » la chylification, à la sanguification et à la dépuration du sang et des hu» meurs. » Si les modernes s'étaient renfermés dans l'observation des faits, on n'aurait pas vu surgir tant d'hypothèses aussi fausses en théorie que fâcheuses en pratique.

Je dirai avec M. Cazin : « Dans l'état actuel de la science, et au point de vue médico-pratique, je pense qu'on doit se borner à considérer la chlorose comme une altération (primitive ou secondaire) du sang, entraînant nécessairement la difficulté et l'irrégularité dans les principales fonctions de l'économie. »

moins vite à la médication ferrugineuse ; mais la cure n'est qu'apparente, et la maladie, qu'on croyait guérie, reparaît après un temps variable. On sait combien ces récidives font souvent le désespoir du malade et du médecin. Citons à l'appui de ces remarques une autorité que personne ne contestera : « Il faut, écrivent MM. Trousseau et Pidoux, il faut dire, *parce que c'est une vérité que l'on comprendra en vieillissant dans la pratique*, que le fer, après avoir amendé rapidement les accidents les plus graves de la chlorose, devient quelquefois tout-à-coup impuissant et nous laisse désarmés en présence d'une maladie qu'il semble dominer en général avec tant de facilité. Le médicament, dans ce cas, agit d'autant moins sûrement que l'affection est plus ancienne et surtout que les récidives ont été plus fréquentes. » (*Traité de thérapeutique*, t. I.)

Il y a donc indication à rechercher un adjuvant du fer ; car du moment où il ne peut plus suffisamment réparer le sang appauvri, le fer ne manque pas seul ; c'est un autre élément qui fait défaut. Cet adjuvant efficace, je le trouve dans le manganèse, qui, comme le fer, entre dans la constitution des globules sanguins. Aucun remède ne saurait être plus rationnellement indiqué. Ainsi donner alors du manganèse, c'est fournir un agent *réparateur et régénérateur du sang*, dont il fait partie intégrante. On m'objectera sans doute qu'on guérit les chloro-anhémies sans cela !.. Je suis le premier à le reconnaître ; mais il importe d'en discuter les causes : c'est d'abord que les préparations ferrugineuses des pharmacies contiennent fréquemment un peu de manganèse (1), et qu'on en prescrit alors sans le savoir.

C'est ensuite qu'il nous vient du manganèse de nos aliments, comme il nous vient du fer : Liebig fait observer « que la plupart des plantes contiennent une certaine quantité de fer

(1) M. Soubeiran remarque qu'il y en a souvent dans le vitriol du commerce.

qu'on retrouve dans la partie colorante du sang » (*Chimie organique*, p. 53). Il y en a dans le thé, le café, les marrons, le solanum lycospermum, le tabac, certaines graminées, le fromage, le vin, les œufs, le lait, les viandes, etc.

J'en puis dire tout autant du manganèse : nous en avons démontré la présence dans le sang, la chair musculaire et les os des animaux. Gmelin ajoute qu'il existe aussi dans l'écrevisse, l'huître, etc., et qu'il est très répandu dans le règne végétal dont il forme un des éléments constitutifs; il suffira de citer le thé, la pomme de terre, plusieurs fucus et lichens, le conium maculatum, le lycopodium, etc. Les sels ferro-manganiques sont absorbés dans le sol par les racines des plantes pour leur être assimilés : Saussure a expérimenté que les cendres d'orge, de chanvre et de soleil qui avaient germé et crû dans du proto-carbonate de manganèse, ou dans un sable arrosé d'une solution étendue de proto-nitrate de manganèse, étaient très riches en manganèse. Cette richesse paraît dépendre de la nature du terrain : dans un sol granitique offrant 9,00 d'oxide de fer et de manganèse, Saussure a constaté que les cendres de mirtille en rendaient à l'analyse 6,43 et celles de polypode aspidié 8,40; et que dans un sol calcaire chargé de 13,00 du même oxyde, les cendres de pin en avaient 10,00.(Gmelin, *Chimie organique*, p. 39).

Ainsi donc, les sources (et il faut signaler encore les nombreuses eaux minérales ferro-manganifères), les sources d'où dérive le manganèse de notre économie, sont multipliées; mais, en général, les quantités qu'elles peuvent fournir journellement à l'organisation sont insuffisantes dans l'état morbide; delà les insuccès de la médication exclusivement ferrugineuses, qui ne remplit que la moitié des indications; de là ces guérisons si souvent incomplètes et cette tendance fâcheuse à d'incessantes récidives. M. Trousseau est très explicite à cet égard : « La chlorose est une maladie dont les femmes se » souviennent toute leur vie, en ce qu'elles sont sans cesse » sous l'influence de la récidive, ou bien, ce qui est plus com-

» mun, qu'elles conservent, avec les apparences de la santé, » la plupart des troubles fonctionnels qui forment l'apanage » de la chlorose. » Les partisans les plus exclusifs du fer le reconnaissent tous plus ou moins. M. Cazin, tout en prétendant « avoir obtenu des succès constants de l'emploi exclusif du fer *dans toutes les chloroses* qu'il a eu à traiter depuis 36 ans, » avoue d'autre part avoir « connu *beaucoup* de femmes qui n'ont pu se préserver du retour de la chlorose, *pendant un grand nombre d'années*, qu'en faisant un usage fréquent et varié des préparations ferrugineuses. » (*Monographie de la chlorose*, 1850, p. 33 et 95.) Aujourd'hui la chimie, en nous révélant la cause réelle de ces cures incomplètes, nous a indiqué le remède efficace. Dès lors, en adjoignant aux préparations martiales une petite proportion de manganèse, ainsi que l'analyse du sang le réclame, on imprime aux premières toute l'énergie qui leur manque, et l'on aide puissamment à la réparation des globules et à la reconstitution normale du fluide sanguin.

Ici se présente une autre exagération à combattre, tant il est difficile de se défendre de l'erreur! On a prétendu que parfois il fallait prescrire exclusivement du manganèse, sous prétexte qu'il manquait seul dans certaines chloro-anhémies : mais c'est là une théorie purement spéculative dont on n'a point administré la preuve, et même le diagnostic de ces différents états n'a pas été esquissé : « Si le fer, disait M. Hannon, ne produit pas de bons effets après un mois, il faut administrer le métal qui manque ; sans cela, il y a danger : car lorsque les ferrugineux ne guérissent pas le malade, ils empirent sa position. Les globules sanguins surchargés de fer ne sauraient plus en absorber, et ce métal ne fera qu'obstruer les voies digestives. » Je me suis déjà élevé contre une pareille doctrine ; en procédant ainsi par un tâtonnement empirique, sans règles et sans signes pathognomoniques, on risque de faire perdre un temps précieux et d'exposer les jours du malade. Tous les praticiens sont d'accord sur l'immense danger que présente la durée prolongée de la chlorose, surtout chez les sujets disposés aux scrofules, aux tubercules, à la phthisie, aux hémorrhagies, etc. On a dit avec raison : « *Lorsqu'on laisse la maladie s'invétérer, la guérison devient difficile, quelquefois impossible ;*... parfois l'extrême faiblesse amène l'extinction de la vie; enfin, des chlorotiques meurent d'une maladie intercurrente, à laquelle, sans la chlorose, ils eussent pu résister. (Cazin, p. 69.) » Lors donc qu'il y a péril avéré (1), il serait aussi imprudent qu'irrationnel de perdre un temps irréparable à de malencontreux essais, surtout quand on a sous la main les moyens de faire mieux et d'emblée.

Ajoutons à tout cela qu'il y a une erreur capitale dans le point de départ : on a supposé que tantôt le fer, tantôt le manganèse diminue et manque dans les globules et l'hématosine. La diminution du fer est un fait incontestable, mais on l'avait mal interprété; elle correspond en général à la diminution des globules; ainsi, dans dix analyses de M. Lhéritier on voit les globules, du taux normal 127, descendre successivement dans la chloro-anhémie de 100 à 63 et même au dessous, tandisque dans la pléthore, il a vu, dans dix autres expériences, les globules monter de 129 à 147 (*Chimie pathologique*, p. 160). Fœdisch a représenté, dans le tableau suivant, les rapports qui existent dans les différentes parties du sang chlorotique :

	Sérum.	Cruor.	Fibrine.	Fer.	Eau.
Etat normal.	8,601	12,400	2,511	0,801	75,687
Chlorose . .	9,261	9,141	0,640	0,350	80,628

(1) Voici encore le pronostic que porte M. Roche : « La chlorose est » toujours une maladie de longue durée; elle guérit souvent, *mais* » *souvent aussi elle entraîne la mort.* » (Dict. en 30 vol. t. 5, p. 233).

Lieutaud disait déjà il y a un siècle : « Les pâles couleurs, si on les né- » glige, peuvent jeter dans la vraie cachexie, dans l'hydropisie, la fièvre » lente, etc. » (*Médecine pratiq.* t. 2, p. 443).

Remarquons que les globules dans Lhéritier, et le fer dans Fœdisch ont diminué de moitié; mais en dosant le cruor *in globo*, on ne sépare pas assez nettement les globules; M. Denis a établi cette séparation dans son excellent ouvrage sur le sang : dans 31 analyses très soignées, on voit le sang descendre de 1,075 de densité à 1,045, les globules de 173,127, à 64, 327; enfin, l'oxide de fer de 0,346 à 0,128. La différence ici est de près des deux tiers entre les deux extrêmes pour le fer et les globules. Quant au manganèse, il avait été oublié jusqu'à présent. M. Burin du Buisson a fait cette analyse comparativement et l'a résumée dans un tableau intéressant qu'il rapporte à 1000 grammes de sang.

	Poids des globules.	Poids de l'oxide ferrique.	Poids de l'oxide manganique
Homme pléthorique. .	143,500	1,360	0,071
Sang normal.	128,200	1,220	0,060
Femme chlorotique. .	63,980	0,500	0,025

On voit une diminution progressive mais proportionnelle du manganèse, du fer et des globules; elle est ici environ d'un demi, comme dans Fœdisch et Lhéritier; les petites différences qui existent dans les chiffres s'expliquent aisément par la délicatesse et les difficultés de semblables opérations. — Il survient donc une diminution générale du fer et du manganèse dans la masse totale du sang; il y aurait erreur à prétendre que tantôt le fer, tantôt le manganèse fait défaut dans le globule sanguin, et que ce dernier peut être surchargé ou dépouillé de l'un ou de l'autre de ces deux métaux. Dans l'état actuel de la science, on ne peut pas soutenir que la constitution chimique des globules et de l'hématosine n'est ni homogène ni identique, mais qu'elle est essentiellement variable. Car nous venons de voir, par un rare consensus dans ces analyses, que la diminution des deux oxides est généralement proportionnelle à celle des globules; on admet qu'il en est de même pour l'hématosine; et l'on en donne la démonstration suivante : dans quatre expériences différentes M. Lecanu, opérant sur 100 parties d'hématosine retirées du sang de deux femmes de 28 et 83 ans et de deux jeunes gens de 29 ans; M. Lecanu, dis-je, a pu extraire 10 parties de peroxide de fer représentant 7 p. 1 de fer métallique.

Ces expériences, remarque M. Lhéritier, démontrent que le péroxide de fer existe en proportion constante dans l'hématosine, circonstance qui doit faire croire à l'homogénéité de cette substance (*Chimie pathol.*, p. 93). On en a conclu que la matière colorante du sang diminue comme le chiffre des globules, mais qu'elle ne subit pas elle-même de modification dans sa nature, et qu'elle ne saurait perdre ni prendre plus ou moins de fer ni de manganèse, sans cesser d'exister comme hématosine.

Sous ces divers rapports, ce serait un véritable contre-sens chimique de prétendre que tantôt il y a plus de fer, tantôt plus de manganèse dans chaque globule du sang, et qu'il faut administrer l'un ou l'autre métal exclusivement. En conséquence, j'ai suivi une marche tout-à-fait opposée à une pareille doctrine : ces deux métaux existent simultanément dans le sang humain ; j'ai cru devoir les réunir ensemble dans mes formules ; cette alliance est rationnelle et commandée par les faits chimiques.

C'est surtout dans les maladies du sang que les préparations ferro-manganiques m'ont rendu de notables services ; elles ont une action spéciale sur l'appareil vasculaire, sur l'hématose, et sur le liquide sanguin lui-même ; selon l'expression de M. Guersent, on ne saurait douter que le fer ne se combine plus facilement et plus intimément (c'est aussi l'opinion de M. Lecanu) avec le sang qu'avec les autres humeurs.

On peut en dire autant du manganèse ; ils n'agissent pas seulement comme toniques ou astringents (car les astringents et les toniques purs sont d'une insuffisance reconnue), ils sont régénérateurs du sang. Ils m'ont été d'un admirable secours dans la chlorose que détermine la révolution de la puberté chez les jeunes personnes ; j'ai pu constater d'ailleurs, comme MM. Blaud et Wahu, que cette maladie est beaucoup plus commune qu'on ne le pense chez les adolescents et même les adultes du sexe masculin. J'ai eu souvent aussi à la traiter chez les femmes à l'âge critique, où il s'opère dans l'organisme une révolution inverse à celle de la puberté.

Un phénomène que l'on regarde avec raison comme très grave dans ce cas, c'est l'hémorrhagie passive; s'il est vrai que la fibrine devient parfois prédominante par la diminution des globules, au point de rendre le liquide sanguin (tout appauvri qu'il est) relativement plus plastique et moins disposé aux hémorrhagies, cependant il me semble que le plus ordinairement le sang est réellement plus fluide et plus aqueux lorsque la maladie est prononcée. — J'ai souvent, chez les femmes sur le retour, rencontré des métrorrhagies inquiétantes, avec un teint bistre ou jaune paille qui pouvait faire craindre une maladie organique de la matrice. L'hémorrhagie n'était qu'une complication, et j'ai obtenu de beaux succès avec les formules ferro-manganiques sur des personnes qui étaient condamnées et paraissaient perdues. J'ai l'habitude de m'aider des toniques et de l'ergotine-Bonjean, etc.

L'aménorrhée et la dysménorrhée sont des complications plus communes, dont les femmes se tourmentent beaucoup ; la plupart se plaignent du sang, et prétendent qu'il les travaille, et qu'il faut qu'on leur en ôte parce qu'il ne peut prendre son cours. En général, il faut bien se garder d'accéder à leur désir, sous peine d'aggraver l'état morbide. J'ai même constaté plus d'une fois, dans l'aménorrhée avec chlorose grave, qu'il ne faut pas désirer trop tôt les règles, ni rien faire pour précipiter leur retour, car l'écoulement menstruel fait empirer le mal par la perte du sang qu'il détermine et par la débilitation progressive qui s'en suit. Il faut surtout s'attacher aux indications générales.

On conçoit que dans cet état d'altération du sang, la circulation souffre; aussi rencontre-t-on assez fréquemment un œdème des extrémités inférieures. C'est une complication digne d'une attention sérieuse, mais généralement moins grave que la métrorrhagie; je l'ai vue disparaître à mesure que la guérison s'opérait sous l'influence de la médication ferro-manganique.

Son efficacité n'est pas moins heureuse dans les cachexies anhémiques qui succèdent aux fièvres *intermittentes prolongées*. Elle m'a rendu également des services notables dans les chloro-anhémies dont se compliquent certaines opérations (1), les suppurations prolongées, les affections strumeuses, syphilitiques, cancéreuses, la phthisie, etc. Je donne alors la préférence aux pilules et au sirop d'iodure ferro-manganeux.

Dans tous ces cas, on est porté à considérer les préparations ferro-manganiques comme des toniques analeptiques et régénérateurs; on voit non seulement qu'elles exercent une action vivifiante sur l'estomac et le système nerveux, mais encore (2) elles sont absorbées et vont, en pénétrant dans le torrent circulatoire, porter au sang les éléments nécessaires à la formation de l'hématosine et à la production de nouveaux globules, de manière à reconstituer l'état normal du liquide sanguin. Aujourd'hui la réparation du sang ne saurait être mise en doute; voici un tableau où MM. Andral et

(1) Le traitement des opérés, spécialement dans les hôpitaux, demande une sérieuse attention pour prévenir ce résultat. J'ai développé ailleurs, en insistant sur l'alliance de la médecine et de la chirurgie, les principes qui doivent diriger la thérapeutique des opérations. —Voyez mes *Mélanges de chirurgie*. Paris, in-8°, 1845, chez Baillière.

(2) Je ne saurais trop rappeler que la plupart des médicaments ont une double action : j'ai démontré l'utilité que la pratique peut retirer de l'étude des effets *primitifs* (action protergique) et des effets *consécutifs* (action deutergique) des remèdes. — Voyez ma *Clinique chirurgicale de l'Hôtel-Dieu de Lyon*. Paris, in-8°, 1850, chez Baillière.

Gavarret ont dans la chlorose démontré les progrès de la guérison, en étudiant comparativement le sang avant et après le traitement ferrugineux :

	Premier sujet.		*Deuxième sujet.*	
	Avant.	Après 3 semaines.	Avant.	Après 1 mois.
Fibrine . . .	3,5	3,3	3,0	2,5
Globules. . .	49,7	64,3	46,6	95,7
Matériaux solides du sérum. .	94,0	100,9	83,9	83,3
Eau	852,8	831,5	866,5	818,5

Ainsi il est de la dernière évidence que les préparations martiales font augmenter promptement le nombre des globules. La puissance de la médication ferro-manganique est encore plus grande sous ce point de vue.

L'état chloro-anhémique provoque du côté du cœur des désordres fonctionnels plus ou moins intenses, qu'il importe de ne pas laisser persister, sons peine de tomber dans un cercle vicieux : car si la chlorose engendre la cardiopathie, d'autre part toute gêne dans les fonctions du cœur amène une altération du sang : ainsi, en 1833, M. Lecanu ayant, sur la demande de M. Gendrin, analysé le sang de trois hommes et de cinq femmes atteints de maladies chroniques du cœur, constata une diminution sensible dans les globules et dans la fibrine, et une augmentation dans le sérum. J'ai eu à traiter chez les chlorotiques des palpitations violentes qui pouvaient inspirer des craintes, et qui ont fait commettre de graves erreurs de diagnostic. J'ai, comme MM. Guersent, Cazin, etc., vu des médecins croire à un anévrisme ou à une hypertrophie, et vouloir saigner les malades, alléguant qu'ils se plaignent que le sang se porte sur le cœur et les étouffe. Il faut bien se garder de tomber dans une faute aussi grave pour l'honneur du médecin et le salut de son client. On réussit en combinant les préparations ferro-manganiques avec la digitale et les autres tempérants.

Ce que je viens de dire du cœur s'applique également aux poumons : souvent la gêne de la respiration et de l'hématose est telle qu'on peut croire à une maladie organique ; certaines chloroses simulent une phthisie à cause de la dyspnée, de la toux et des douleurs vagues de la poitrine dont elles s'accompagnent, sans oublier le dépérissement général. Il importe de ne pas s'y laisser tromper et de bien diagnostiquer la maladie ; ici encore il ne faut pas laisser le mal s'invétérer, car il paraît hors de doute que les tubercules pulmonaires ont pu se développer plus d'une fois sous l'influence chlorotique. La maladie, prise à point, cède heureusement aux formules ferro-manganiques, en leur adjoignant le sirop de lactucarium, celui de Flon, l'eau de laurier-cerise, la belladone, la digitale et autres sédatifs ; j'en ai souvent obtenu des effets merveilleux chez des jeunes personnes qu'on a pu rappeler d'un état regardé comme mortel à cause de sa ressemblance avec la tuberculisation et la phthsie.

On est frappé, dans tous les accidents que nous venons d'étudier, du rôle immense que jouent les nerfs; c'est qu'en effet ils sont lésés à tel point dans la chlorose que Sydenham et Morton la classaient parmi les maladies nerveuses. On connaît l'influence que les peines morales, les passions tristes et, en général, les émotions nerveuses exercent sur le développement de la chloro-anhémie. On peut répéter qu'il y a là encore une sorte de cercle pathologique vicieux : si les troubles de l'innervation entraînent l'altération de l'hématose et du sang et engendrent la chlorose, cette dernière, à son tour, réagit sur les nerfs et perturbe les fonctions nerveuses.

Pour en comprendre le mécanisme, il suffit de considérer que, de même que les globules sanguins servent à porter l'excitation et la vie aux nerfs et aux organes, de même l'innervation est nécessaire à la revivification des globules, car cette revivification n'est pas une simple réaction chimique ; c'est une opération vitale ; le sang et les globules vivent, et quand ils sont morts, le phénomène cesse. Liebig, insistant sur les phénomènes mystérieux que présentent certaines substances, en tant qu'elles appartiennent à l'organisme vivant (*Chimie organique*, p. 282), a très bien fait voir comment l'action délétère de l'acide prussique et de l'hydrogène sulfuré influe sur les globules du sang qu'elle tue.

En somme, les maladies nerveuses se trouvent intimément liées aux maladies du sang. La médication que j'expose m'a réussi dans les unes et les autres, et l'on peut *à fortiori* dire des préparations ferro-manganiques ce que Guersent dit du fer : « Elles sont très recommandables chez les sujets affaiblis par de longues fièvres, lorsque les symptômes d'irritation intestinale ont cessé, et qu'il ne reste plus qu'une débilité des organes digestifs, avec pâleur des tissus et décoloration de la peau. » (*Dict.* en 30 vol. Fer, p. 78.) si, comme l'explique catégoriquement Barbier, dans sa *Matière médicale*, le fer réussit dans les troubles nerveux digestifs (1) qui compliquent la chlorose, j'ai expérimenté que l'union du manganèse au fer réussit non moins bien dans les accidents analogues sans qu'il y ait complication chlorotique. M. Gubian a observé, comme moi, que l'adjonction du manganèse fait alors mieux supporter les ferrugineux.

J'ai vu d'ailleurs un grand nombre de dyspepsies, de gastralgies, de gastro-entéralgies être avantageusement modifiées par les préparations ferro-manganiques. Il me suffira de rappeler à cet effet l'action spéciale des martiaux sur l'estomac, l'intestin et l'appareil biliaire; mais je n'insisterai pas davantage, me bornant à renvoyer aux auteurs de matière médicale, qui tous en ont traité longuement.

On sait que les névroses et les névralgies de l'appareil

(1) Citons un aveu important arraché à un sectaire de Broussais : « Il » ne faut pas regarder comme des signes de gastrite, les troubles dans la » digestion dont la chlorose est si fréquemment accompagnée. Dans le plus » grand nombre des cas, ces dérangements des fonctions digestives.... dé» pendent d'une névrose et non d'une phlegmasie gastrique;... ils s'amé» liorent et cèdent avec la chlorose. » (Roche, Dict. en 15 vol. 1830, t. 5).

digestif sont souvent des complications ou des conséquences de la chlorose ; or, là où les stomachiques et le quinquina avaient échoué, le fer a souvent triomphé : les praticiens anglais ont particulièrement préconisé dans ce cas le sous-carbonate de fer. Je puis dire que fréquemment des gastrodynies qui compliquaient la chlorose ont cédé à l'eau ferro-manganeuse, etc.

J'ai eu beaucoup à me louer des préparations ferro-manganiques dans diverses névropathies avec épuisement, par suite soit d'excès vénériens, soit d'onanisme (1), soit de croissance trop rapide, etc. ; ainsi que dans plusieurs irritations sécrétoires, comme la leucorrhée, le diabète, etc. Je continue mes recherches sur leur action dans certaines stérilités par asthénie, et dans quelques affections hyposthéniques du cuir chevelu, comme la calvitie précoce, l'alopécie, etc.

Je me bornerai à ces indications générales pour aborder de suite la question des formules pharmaceutiques : j'ai cru devoir choisir un petit nombre de préparations, afin de mieux apprécier leurs effets, bien convaincu d'ailleurs que, pour les besoins de la pratique, il suffisait d'avoir un choix restreint mais bien étudié de sels et de produits ferro-manganeux ; leur trop grande multiplicité n'aboutit qu'à causer un embarras inutile et à surcharger sans profit la pharmacie et le formulaire.

J'ai longtemps expérimenté avant de publier mes dernières formules : on sait en médecine, par une triste expérience, combien on falsifie souvent les remèdes ; j'ai, pour mon

(1) Dans les cas douteux d'onanisme, j'ai découvert et fait connaître un moyen précieux de diagnostic dans un signe propre à la pupille, dont la connaissance peut rendre de grands services non seulement aux médecins, mais encore aux directeurs des pensionnats de l'un et l'autre sexe ; voyez article *Iris* de mon TRAITÉ D'ANATOMIE MÉDICO-CHIRURGICALE ET TOPOGRAPHIQUE, *considérée spécialement dans ses applications à la pathologie, à la médecine légale, à l'obstétrique et à la médecine opératoire.* Paris, in-8o, 1844, chez Baillière.

compte, surpris de nombreuses sophistications : on faisait des essais d'imitations avant même que mes procédés pharmaceutiques fussent connus. C'était un inconvénient grave que je voulais prévenir ; car je tenais à être sûr de la pureté des produits que j'expérimentais. J'ai commencé mes recherches pharmaceutiques avec M. Buisson, pharmacien, docteur ès-sciences ; je les ai continuées et terminées avec M. Burin du Buisson, son successeur, qui a apporté beaucoup de soin dans ces études, et a composé plusieurs sels nouveaux.

Maintenant l'expérience clinique a parlé hautement en faveur des préparations ferro-manganiques, dont il se fait un grand usage non seulement à Lyon, mais encore dans le midi de la France et à l'étranger.

Aujourd'hui je ne suis plus, comme dans mon premier mémoire (1849), réduit à invoquer mes seules observations. Je ne connais pas tous les médecins qui ont eu à se louer de mes formules ; je puis toutefois citer personnellement messieurs Gensoul, Montain, Gubian, Richard de Nancy, Desgaultières, Coutagne, Bonnaric, Delorme, etc., à Lyon ; Munaret à Brignais ; Godefroy à Vienne ; Martin à Avignon ; Guilland à Chambéry ; Vidal et Blanc à Aix en Savoie, etc.

Mes formules sont peu nombreuses ; je ferai observer qu'elles correspondent aux formules du fer le plus généralement approuvées ; ce sont : 1° des pilules, soit de carbonate ferro-manganeux, qui remplacent les pilules de Blaud et de Vallet, soit d'iodure ferro-manganeux, qui sont parallèles à celles de Blancard ; 2° des pastilles de lactate ferro-manganeux qui suppléent à celles de Gélis et Conté ; 3° des sirops, soit de lactate, soit d'iodure ferro-manganeux, que je préfère aux sirops ferrugineux ; 4° un chocolat ferro-manganique, qui l'emporte sur les chocolats simplement ferrugineux ; 5° enfin une eau gazeuse ferro-manganifère, qui est préférée à la poudre Quesneville et aux eaux ferrées. On a observé que non seulement le manganèse conserve l'eau potable, mais qu'il peut assainir celle qui a été altérée (Martin-Lauzer). Il est remarquable que les malades boivent les eaux minérales de Cransac avec facilité et sans inconvénient, malgré l'énorme proportion de fer et de manganèse qui les minéralisent : les eaux ferro-manganifères ont l'avantage de pouvoir être conservées et transportées au loin, ce qui n'a pas lieu pour les eaux ferrées simples, dont la plupart se décomposent à la longue (1).

Je n'administre pas toutes ces préparations à la fois : la poudre ferro-manganique en forme la base ; d'ordinaire j'ajoute deux pilules par jour, que je remplace ensuite par des pastilles, pour ne pas lasser les organes. Les sirops complètent le traitement, où le chocolat joue un rôle utile. Je tiens à prescrire ces médicaments dans les meilleures conditions pour les faire digérer et assimiler ; ainsi je fais prendre les pilules et les pastilles au moment du repas : une avant le déjeûner et une avant le dîner.

La poudre se mêle à la boisson vineuse ; les sirops se donnent d'ordinaire à jeûn, à la dose d'une cuillerée d'abord chaque matin ; et je me trouve bien de faire boire ensuite une infusion *amère* et stomachique, soit de petite centaurée, soit de fleurs de camomille et de feuilles d'oranger. Quant au chocolat, c'est à la fois un aliment et un médicament qui porte en lui-même son véhicule ; j'en donne quatre à huit pastilles par jour.

On a nié l'assimilation des martiaux, mais au moins est-on forcé de reconnaître qu'en faisant passer les produits ferro-

(1) Les sources minérales manganifères sont nombreuses : Berzélius a trouvé du manganèse dans les eaux de Carlsbad, O. Henry dans celles de Challes, Bonjean dans celles de Marlioz, Henry et Poumarède dans celles de Cransac, Creutzburg dans celles de Friedrichshall (Saxe), O. Henry père dans celles de Sail-lès-Château-Morand (source Bellety) ; on a signalé aussi ce métal dans les eaux de Pyrmont, Ems, Egra, Salzbrunn, Baden (Suisse), Provins, Luxeuil, etc.

manganiques avec le chyle et le chyme, on les met dans les conditions les plus propices pour les faire absorber par les vaisseaux et pénétrer dans le sang.

Je ne suis pas partisan des hautes doses : d'abord quand on prescrit simultanément le fer et le manganèse, il n'est pas nécessaire d'en prescrire une grande quantité, parce qu'on n'administre pas un seul produit à la fois, mais qu'on en combine plusieurs ensemble ; et enfin, parce que l'adjonction du manganèse rend la médication martiale plus efficace. D'ailleurs le fer, à haute dose, fatigue ; il peut amener des céphalées, une névropathie, des hémorragies, comme l'épistaxis, etc. ; en un mot, il entraîne des accidents.

Il en est de même du manganèse : les expériences de Gmelin ne laissent pas de doute à cet égard. A faible dose, le manganèse agit favorablement sur l'appareil gastrique, le foie et la sécrétion biliaire ; à forte dose, il irrite l'estomac et fatigue les nerfs.

Il y a plus : les préparations martiales, à dose trop élevée, deviennent nuisibles et même toxiques : on fait mention d'un empoisonnement chez une jeune fille qui prit 30 grammes de vitriol vert. Si la mort ne s'en suivit pas, il n'en fut pas de même d'un jardinier dont parle Christison et qui fut empoisonné par 45 grammes de chlorure de fer. Smith et Orfila ont facilement empoisonné et fait périr des chiens avec du sulfate de fer.

Il ne convient donc pas de pousser trop loin les doses des martiaux ; d'ailleurs, que prétend-on faire? On ne saurait changer brusquement l'état du sang et des nerfs ; et l'on peut dire que, même si on le pouvait, il ne faudrait pas l'entreprendre ; mais on ne doit ni l'espérer, ni le tenter, la chose est impossible : la réparation du sang est lente et progressive.

Nous devons ajouter que le fer et le manganèse ne se digèrent et ne s'assimilent plus si on élève trop les doses : il y a saturation, mais il n'y a pas absorption, ou bien elle s'opère mal et incomplètement; le médicament se donne alors en pure perte, car il est rendu en grande partie par les sécrétions et les évacuations. En voici des exemples curieux. Davy a, selon Gmelin, expérimenté que, si l'on plonge des plantes dans une eau surchargée de matière organique (extractive du terreau), la racine absorbe la dissolution la plus faible et refuse celle qui est plus concentrée. Il est fort remarquable qu'il en soit à peu près de même chez les animaux et chez l'homme : MM. Trousseau et Pidoux mentionnent des expériences très-probantes de Brueck qui démontrent que le fer passe dans le sang (Tiedman et Gmelin ont, de leur côté, pu suivre sa marche dans les veines mésaraïques et la veine porte); que le phosphate, le muriate et le carbonate de fer sont digérés et assimilés à la dose de 5 centigrammes par jour; qu'enfin la masse du sang d'un lapin n'a pu être saturée de plus de 40 à 50 centigrammes; « l'assimilation semble ensuite s'arrêter et les doses ultérieures furent évacuées pendant quinze jours par les lapins soumis à ces expériences. » (*Mat. médic.*, t. II.) Barbier a fait des observations analogues sur l'homme. — A l'égard des proportions, c'est la constitution normale du sang qui m'a servi de guide : comme il s'y trouve beaucoup plus de fer que de manganèse, j'ai pris soin de n'introduire dans mes formules qu'une quantité toujours beaucoup moindre de ce dernier métal; aussi n'y figure-t-il que dans le rapport de 1 à 3. Je répète que l'adjonction du manganèse fait mieux supporter le fer, en même temps qu'il le rend plus actif et plus efficace; diverses personnes qui souffraient des martiaux ont bien toléré les formules ferro-manganiques; seulement il faut en surveiller la préparation qui demande à être bien faite : on devra se prémunir contre toute sophistication du remède.

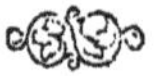

CHIMIE ET PHARMACIE.

Préparations ferro-manganiques.

M. Burin du Buisson, pharmacien à Lyon, qui a confectionné les préparations ferro-manganiques dont il s'agit dans le mémoire de M. Pétrequin, a composé à ce sujet une brochure intéressante où il donne des détails techniques sur l'ensemble de ses procédés pharmaceutiques dont il a fait une spécialité pour sa pharmacie; nous en extrairons les formules suivantes.

Poudre pour eau gazeuse ferro-manganique.

Bi-carbonate de soude en poudre grossière. . .	20,00
Acide tartrique	25,00
Sucre pulvérisé	53,00
Sulfate ferreux en poudre très fine	1,50
Sulfate manganeux, idem	0,75

Mêlez avec soin et fermez dans des flacons bien bouchés. On met une cuillerée à café de poudre pour chaque verre d'eau et de vin que l'on boit pendant les repas, de préférence à la poudre Quesneville et aux eaux ferrées.

Pilules de carbonate ferro-manganeux.

Sulfate ferreux cristallisé pur.	75,00
Sulfate manganeux cristallisé pur.	25,00
Carbonate de soude cristallisé.	120,00
Miel fin.	60,00
Eau.	Q. S.

On procède dans la préparation pharmaceutique comme pour les pilules de Vallet; on forme des pilules de 20 centigrammes, qu'on peut argenter à volonté, et qui se conservent parfaitement sans se péroxider, en les enfermant dans des flacons bien bouchés.

M. Pétrequin donne 2 à 4 pilules par jour; ces pilules remplacent celles de Blaud et de Vallet.

Chocolat ferro-manganeux.

On prépare d'abord un saccharure de carbonate ferro-manganeux, contenant une partie de sel double pour quatre de sucre. On en fait de larges pastilles, à la goutte de 40 à 50 grammes, qui servent à confectionner le chocolat en prenant :

Saccharure ci-dessus en pastilles. 100,00
Pâte de chocolat (où l'on a supprimé en la préparant 100 grammes de sucre). 500,00

Mélangez et divisez en pastilles de 0,75.—Le chocolat décompose le carbonate ferro-manganeux hydraté du saccharure en sesqui-oxide de fer et de manganèse hydraté, qui ne donne aucune saveur métallique au chocolat préparé de cette manière. On le préfère à tous les chocolats ferrugineux.

M. Pétrequin donne quatre à six ou huit pastilles par jour : chacune d'elles renferme environ 3 centigrammes de sel ferro-manganeux.

Sirop de lactate de fer et de manganèse.

Lactate ferro-manganeux. 4,0
Sucre en poudre 16,0
Triturez ensemble, et ajoutez eau distillée . . . 200,9

Dissolvez rapidement; versez la liqueur dans un matras au bain-marie, contenant sucre cassé. . . 384,0

Filtrez après solution. — Ce sirop contient environ 15 centigrammes de lactate de fer et 5 centigrammes de lactate de manganèse par 30 grammes. On en prend une ou deux cuillerées par jour.

Pastilles de lactate ferro-manganeux.

Lactate de fer et de manganèse.	20,0
Sucre fin	400,0
Eau	Q. S.

Faites des pastilles à la goutte de 0,5; elles remplacent les pastilles de Gélis et Conté; on en donne six à huit par jour.

Sirop d'iodure ferro-manganeux.

M. Burin du Buisson, procédant selon la formule du docteur Dupasquier, de Lyon, pour l'iodure de fer, compose, d'après un procédé qui lui est propre, un soluté officinal d'iodure ferro-manganeux qui contient un tiers de son poids de proto-iodure de fer et de manganèse; ces deux sels s'y trouvent environ dans la proportion de 3 iodure ferreux et 1 iodure manganeux.

Soluté officinal d'iodure ferro-manganeux	6,0
Sirop blanc	294,0

Mêlez. — 30 grammes de ce sirop contiennent 0,2 de proto-iodure ferro-manganeux. M. Pétrequin en donne une à deux cuillerées par jour.

Pilules d'iodure ferro-manganeux.

Soluté officinal.	16,0
Miel	5,0
Poudre absorbante.	9,5

100 pilules.—Mêlez le miel et le soluté, évaporez d'abord rapidement, et sur la fin à une douce température, jusqu'à ce que le poids du mélange soit de 10 grammes; ajoutez quantité suffisante d'un mélange à partie égale de poudre de guimauve et de réglisse, environ 9,5. Divisez la masse en quatre parties égales que vous roulerez dans la poudre de fer réduit par l'hydrogène; allongez les petites masses en cylindres sur une plaque de fer, et divisez chacun d'eux en 25 pilules que vous roulerez dans une nouvelle quantité de poudre de fer pour recouvrir les parties mises à nu par le pilulier.

Procédez ensuite à la seconde opération, qui consiste à recouvrir les pilules d'une couche de baume de Tolu, en opérant comme l'indique M. Blancard.

Chaque pilule contient environ 5 centigrammes d'iodure ferro-manganeux. M. Pétrequin en prescrit deux à quatre par jour.

Toutes ces préparations veulent être faites avec le plus grand soin. M. Burin du Buisson ayant acquis la certitude que les sels de manganèse du commerce sont souvent impurs et renferment parfois des substances nuisibles, comme du cuivre et même de l'arsenic, insiste sur la nécessité de calciner au rouge sombre le sulfate de manganèse qui sert à préparer tous les autres sels manganeux, de répéter cette calcination deux fois au moins, et enfin d'essayer en outre la solution.

(Extrait du Bulletin de thérapeutique, N° du 15 mars 1852.)

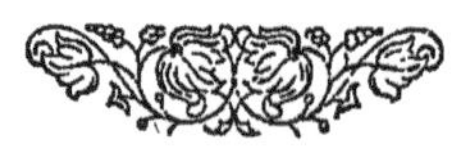

Monsieur le Docteur,

Les théories émises par M. le docteur Pétrequin sur l'action thérapeutique du manganèse comme adjuvant du fer dans le traitement de la chlorose et de ses accidents, sont aujourd'hui pleinement confirmées par les résultats pratiques, et l'on peut dire que la science médicale vient de s'enrichir d'un nouveau et précieux moyen curatif.

Nous croyons donc faire une chose vraiment utile en cherchant (d'après le conseil d'un très grand nombre de médecins), à propager l'emploi thérapeutique de nos préparations ferro-manganiques, et nous venons vous prier de vouloir bien nous prêter l'appui de votre précieux concours. Convaincu que si la plupart des médicaments spéciaux, après avoir joui d'un succès quelquefois considérable, tombent dans le discrédit aussitôt que leur formule est devenue du domaine public, c'est uniquement parce que l'on n'apporte plus à leur préparation tous les soins que l'auteur lui donnait dans le principe, et que souvent même on s'écarte de la formule primitive dans un but d'économie ou de fraude; nous ne négligerons rien, quant à nous, pour que la préparation de nos produits ferro-manganeux soit toujours identique et qu'elle ne laisse rien à désirer sous tous les rapports. De cette manière le médecin le plus éloigné aura la certitude de n'employer dans sa pratique que des médicaments dont la bonne préparation a déjà été appréciée par ses confrères, et sur l'efficacité desquels il pourra compter par conséquent.

Nous sommes heureux, en outre, de vous faire remarquer que le débit de nos produits ferro-manganeux s'est accru par leur propre mérite. Nous rejetons comme contraire à la dignité de notre profession toute publicité émanant des journaux politiques et des affiches, etc., et nous n'acceptons comme vente avouable que celle opérée par vos prescriptions. Notre ferme volonté est de rester dans cette voie, la seule convenable, selon nous.

Toutes les pharmacies bien tenues de Lyon et de presque tout le midi de la France sont aujourd'hui pourvues des produits ferro-manganeux de la pharmacie Gavinet, et nos mesures sont prises pour que tous ceux de nos confrères qui n'en auraient pas encore, puissent s'en procurer, sur votre avis, en s'adressant soit à nous, soit à leur droguiste.

Enfin, dans le cas où il n'y aurait pas de pharmacie dans votre localité, nous nous ferions un devoir d'expédier directement à vos clients, sur leur demande, toute quantité de nos produits nécessaire pour l'exécution de vos prescriptions.

Veuillez agréer, Monsieur le docteur, l'assurance de ma considération la plus distinguée.

BURIN DU BUISSON,

ancienne pharmacie Gavinet, rue Louis-le-Grand, 1.

Lyon, le 1er septembre 1852.

Lyon, Impr. et lith. de REY et SÉZANNE, r. St-Côme, 8.

www.ingramcontent.com/pod-product-compliance
Ingram Content Group UK Ltd.
Pitfield, Milton Keynes, MK11 3LW, UK
UKHW020521230726
13925UKWH00005B/2214